# 寵物
# 療癒卡

用正念和繪畫，找到自我療癒的力量

✦ 著色繪本 ✦

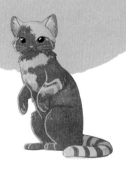

凱特・艾倫 (Kate Allan) ✦ 著

羅不群 ✦ 譯

# 推薦序

## 讓動物溫柔的眼神與鼓勵的話語，
## 療癒滋養你的心！

多年前，我的手邊就蒐集著動物牌卡。有一些是特定以貓狗為主題，有一些是不同的動物搭配特定方向。但手上這一套《寵物療癒卡》，真的是一套好繽紛、好溫柔，又好正向的牌卡啊！

64張牌卡，每一張都以繽紛的色彩繪製一款動物。

第一眼看見的時候，除了插畫風的舒適感，很快就被每一款動物的溫柔眼神跟嘴角的笑意所吸引。

喜歡動物的夥伴，一定能夠理解那種超越語言、心有靈犀的瞬間。

動物帶來的療癒跟陪伴的強大力量，不用再多說。透過手上這組牌卡，設計者不僅透過畫筆將動物的生命活力躍然紙上，更搭配正向的鼓勵語句，像是毛小孩在對我們的心說話：

「你值得被照顧！」
「你做得夠多了，一切都會好起來的！」
「你不一定要完美才能討人喜歡。」
「保持溫柔，世界可能很冷漠，但我們不必如此。」

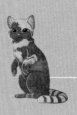

身邊有動物為伴的夥伴，可以用這套卡，與你的動物家人交流。身邊沒有動物為伴的夥伴，更可以透過這套卡，接收來自大地萬物的愛。

　　當然，最簡單的運用方式就是抽卡。在心情不好的時候，抽一張或抽三張，讓動物的療癒力量撫慰不想找人訴説的自己。心情好的時候，也可以抽卡，讓正向的語句開啟嶄新的經驗。

　　或者也可以單純地看著每一張動物的樣貌來選卡，看看今天想要學習哪一種動物的力量跟智慧。除了牌卡上的文字，也可以透過動物本身的象徵來作為自我成長的指引。

　　例如：學習狗的忠誠、貓的慵懶、貓頭鷹的洞見、烏龜的毅力、獨角獸的美麗。還有更多更多！

　　更特別的是，本書還包含塗鴉繪本。可以為每一款動物任意上色，在塗鴉的歷程中安靜自己的心，享受創作的喜悅，又是另一種療癒的方法。而再次閱讀牌卡上的這些肯定句，可以給予自己正面的想法，學習樂觀的態度。

　　總之，這是一套好繽紛、好溫柔，又好正向的牌卡啊！
　　你一定可以經驗到各種動物所帶來的療癒能量！

牌卡協會理事長
周詠詩

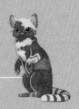

# 作者序

即便是我們當中最堅強的人，有時也需要幫助。這些傳達著肯定力量的動物卡片，主要是幫助對抗伴隨著壓力、悲傷、焦慮和抑鬱的負面想法。

歡迎將它們作為你生活中的療癒工具。

當你找不到期待的善意或認可時，《寵物療癒卡》會陪著你。

愛你們的，

凱特 · 艾倫

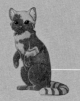

# 前言

感謝你閱讀《寵物療癒卡》！每當生活讓你感到失望時，我希望你會覺得它們是最好的精神支柱。

讓《寵物療癒卡》的明亮色彩和暖心語句，永遠陪在你身邊。

# 關於作者

　　凱特‧艾倫 (Kate Allan) 是一位作家、藝術家，也是心理健康藝術部落格「The Latest Kate 」的創始人。

　　目前遷居於南加州。從她的作品中可以看出來，她喜歡毛小孩和任何明亮的、色彩鮮豔的東西。

　　當她不在戶外享受陽光時，是一名自由職業的設計師和插畫家。

推特：@tlkateart
Instagram：@thelatestkate
部落格：thelatestkate.tumblr.com
臉書：www.facebook.com/thelatestkate

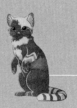

# 如何使用寵物療癒卡

1. **當你想得到情感支持的力量時：**

   在感到不知所措、悲傷或 "不夠好" 時，
   請通讀一遍牌卡上的暖心話語。

2. **當你想得到智慧的啟發時：**

   先洗牌，再隨機挑選幾張牌，思考色彩繽紛可愛的
   動物模樣和暖心話語，與你的生活有何關聯。

3. **當你想每日提醒自己時：**

   將最喜歡的卡片貼在冰箱上、書桌上和浴室鏡子上，
   甚至可以作為很棒的書籤。

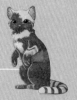

# 64 張寵物療癒牌卡
## 目錄

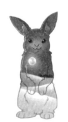

17  **只要盡力了**就夠了

18  沒有規定說你必須**立刻**弄清楚所有問題。
**每前進一步都是進步。**

19  生活常常讓你感到挫折，**但是請相信我**，你太強大了，
不能被打敗。

20  別再說自己糟透了。你是最受歡迎的完美女神。**你太棒
了！**

21  其他人也沒有比較好。一切都會好起來的。

22  **進步就是進步**，無論有多小

23  **別被焦慮矇騙了**。沒有厄運降臨，你把事情處理得很好。

24  沒有必要為難自己，你已經盡力了。

25  看看目前為止你已經克服的事情——那時候你沒有被打
敗，**現在也不會被打敗。**

26  **你夠努力了，一切都會好起來的**

27  你是**永遠向前的戰士**

28  **別被沮喪矇騙了**。沒有任何情況是無法改變的。
沒有任何情況是絕望的。

29  做你今天能做的就夠了。

30  **無論今天發生什麼**，你都會度過難關。

31  你**有能力**，你**做得到**

32  看看你面對的一切，你一直做得很好。

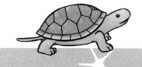

33　**可以感到不安**。害怕也沒有關係。這些情緒不會阻擋你成功。

34　糟糕的一天，不代表糟糕的人生。明天會更好。

35　好好的過生活，你會熬過去的。

36　盡力了就好。其他的會如你所願。

37　那個內心告訴你不夠好的聲音顯然不是你。
　　**你太棒了。**

38　你會順利度過這個難關的。

39　不管最終要花多長時間，你需要給自己一些時間來治癒。

40　感到擔憂不意謂著會發生**不好的事情，你會找到方法**度過這個難關。

41　你盡力而為的——每件事——不一定都會成功，那也沒有關係

42　每次你以為被生活打敗了，其實是**你想太多了**

43　今日事今日畢。明天的事就留給明天去處理。

44　**不要在意**成功或失敗。只要努力去嘗試就好。

45　是你的怪異讓你顯得出色

46　你不一定要完美才能討人喜歡。

47　害怕也沒有關係，但請盡可能的愛惜自己，
　　而不讓自己感到恐懼。

48 你遇到的每一個挑戰，都會獲得經驗，
藉此每一天提升自我。

49 你很堅強。你是有韌性的。你會打敗它。

50 **保持溫柔。**世界或許很冷漠，但是我們不必如此。

51 事實上，你比想像中的**更有能力**。

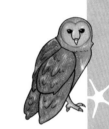

52 你做得很好，**不要放棄。**

53 **辛苦沒關係**，你做得比你想像中的好

54 你可以隨波逐流，你可以**做你自己**

55 **即使在最糟糕的日子裡**，你仍然一直在進步。

56 有時恐懼的感覺永遠不會結束。
重要的是堅持並等待它，因為它不會永遠持續下去。

57 到目前為止，你已經戰勝了生命中的**每一天**
你真的認為今天會被打敗嗎？

58 嘿！你很重要。有你真好。

59 **不要再自責了**，對你沒有幫助，你不應該那樣對待自己。

60 你**不是負擔**，我們很幸運有你

61 **你會從灰燼中升起。**你會重新找到完整的自己

62 **我正在努力成為完整的自己**，那也沒有關係。

63 **今天你夠努力了**，明天會更好。

64 你很強壯，很聰明，你可以的！

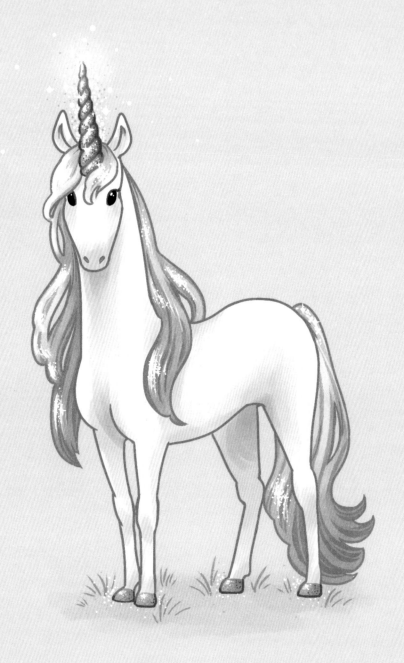

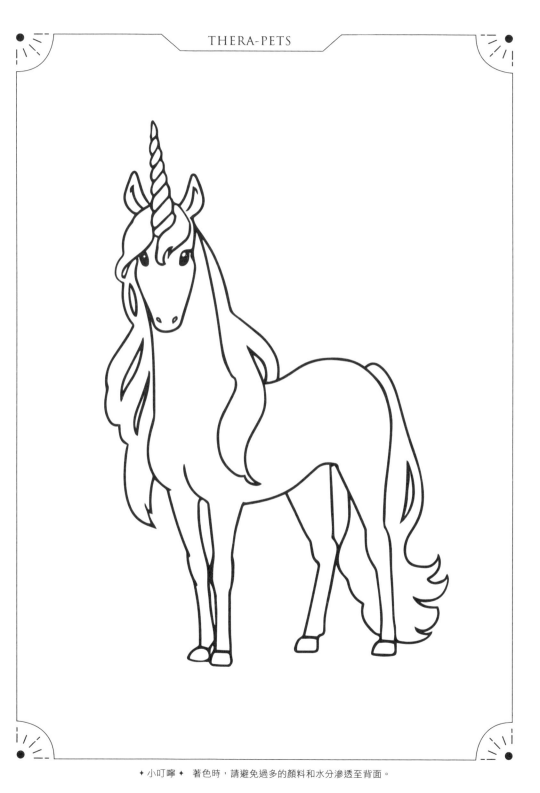

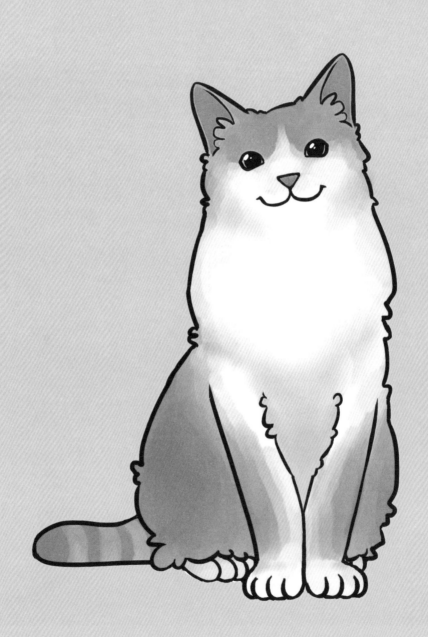

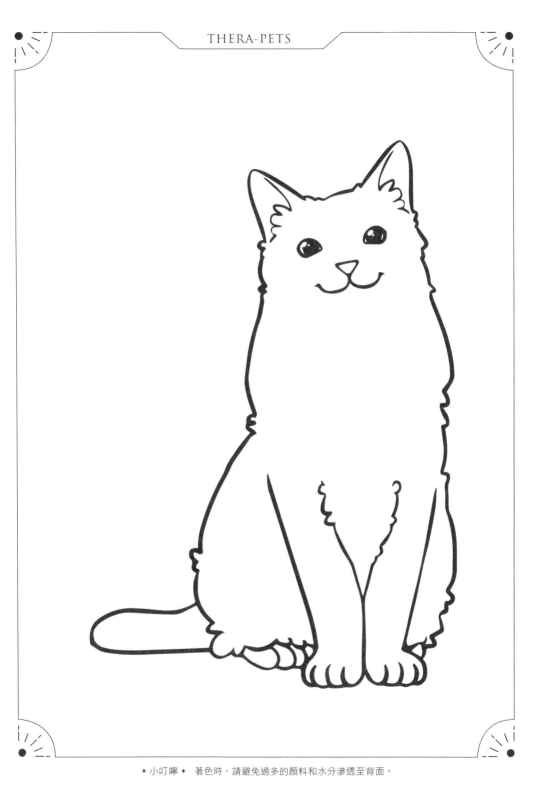

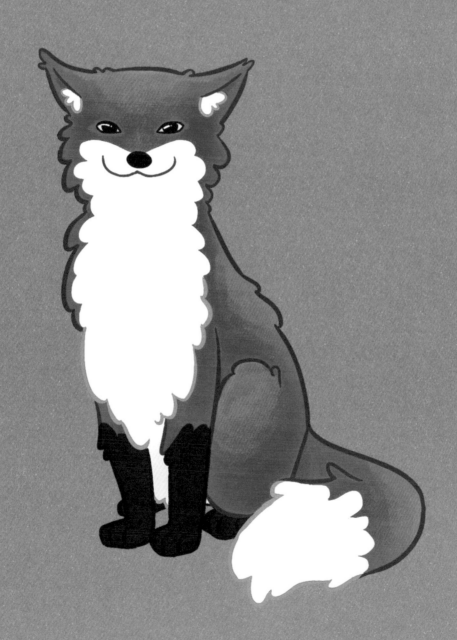

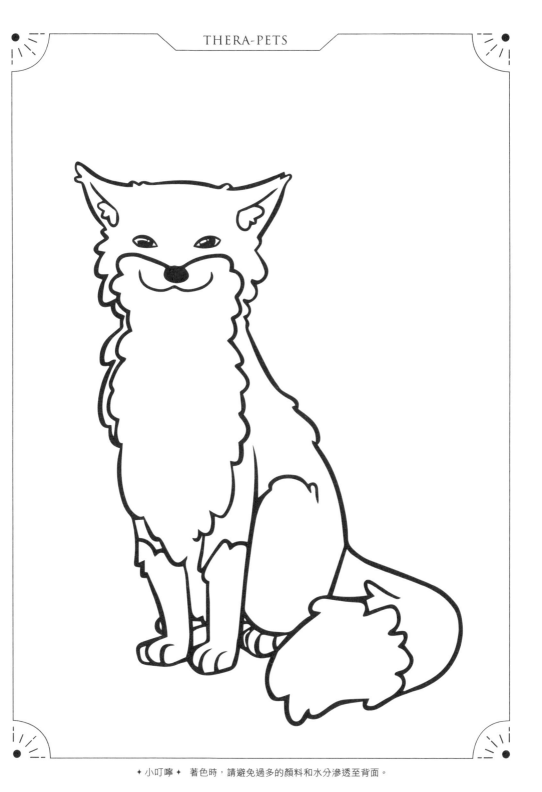

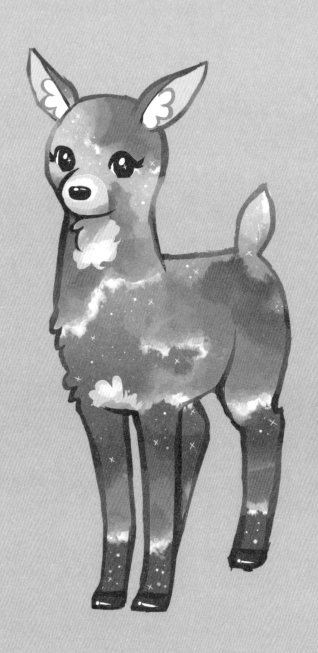

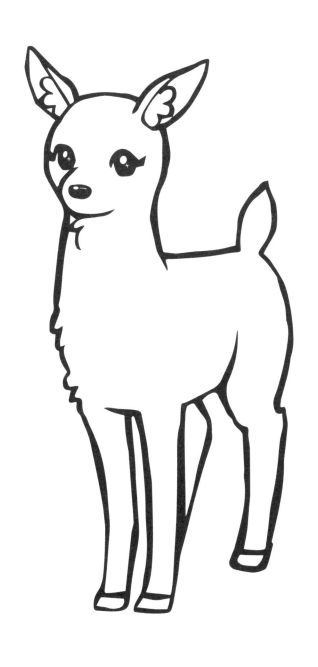

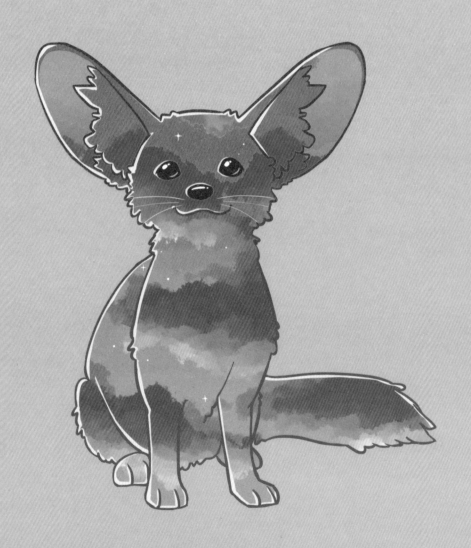

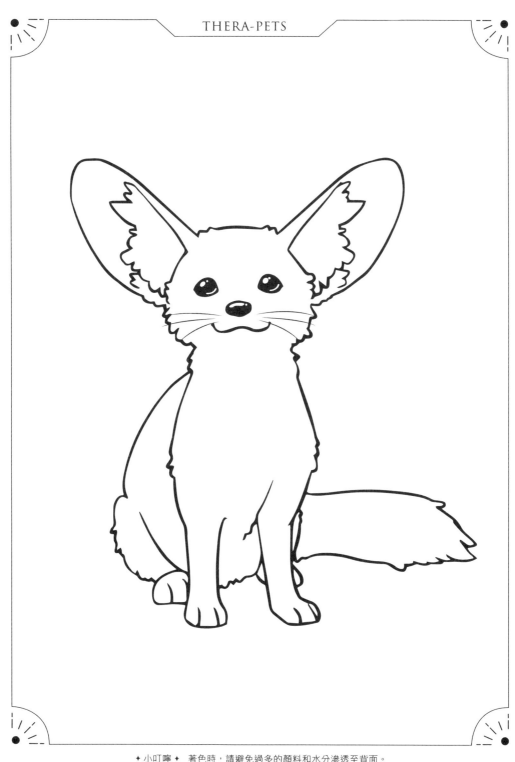

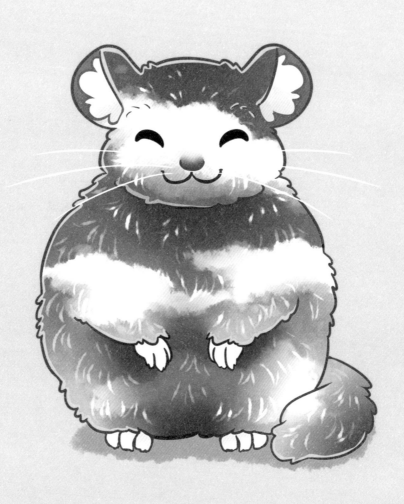

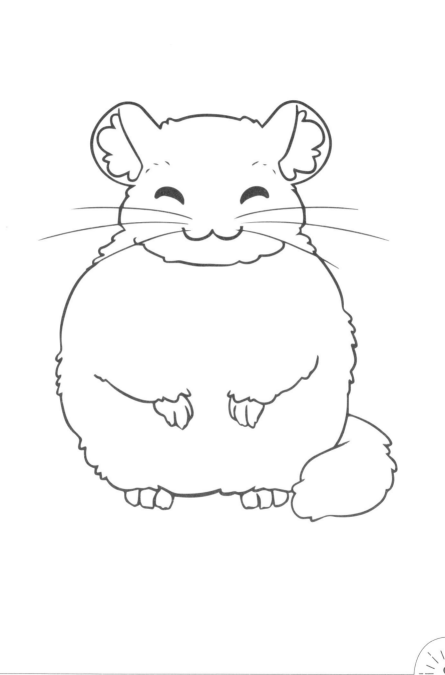

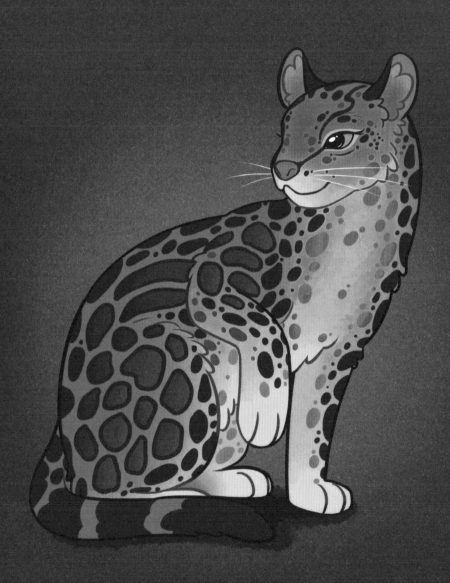

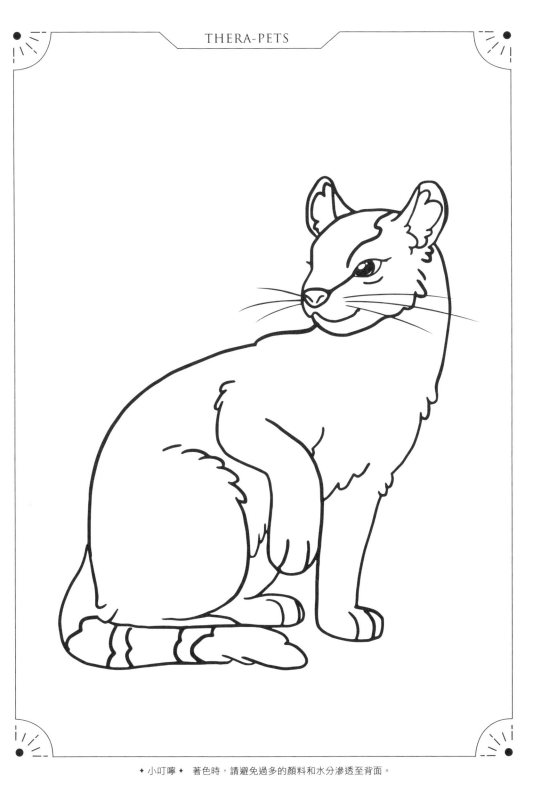

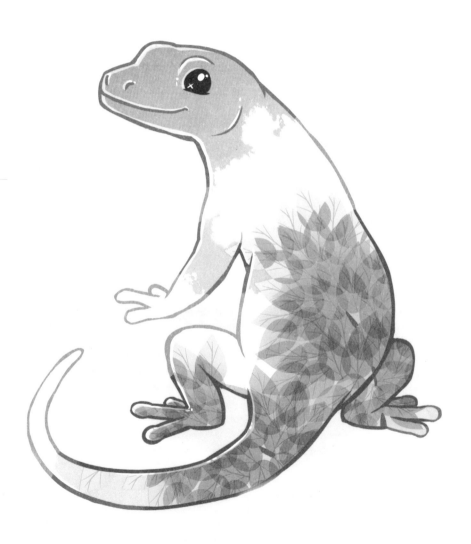

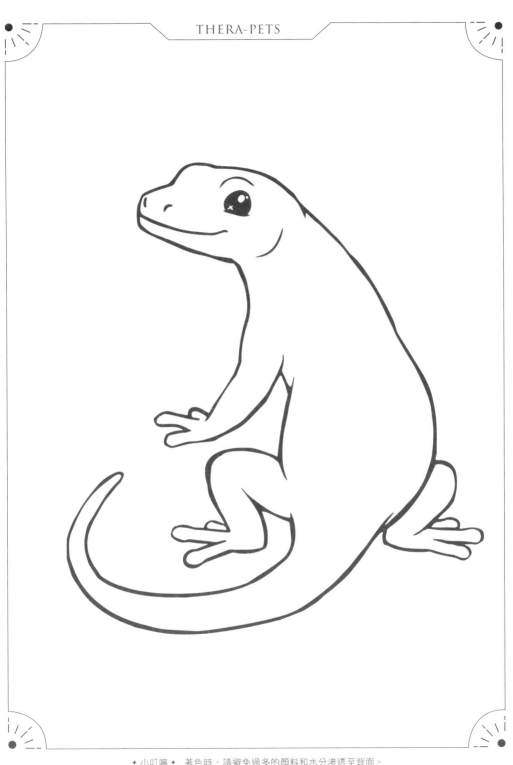

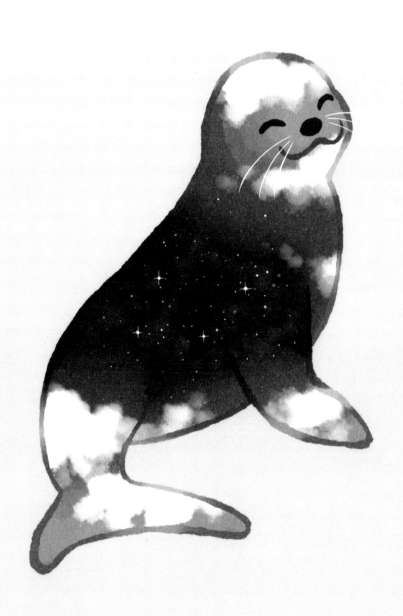

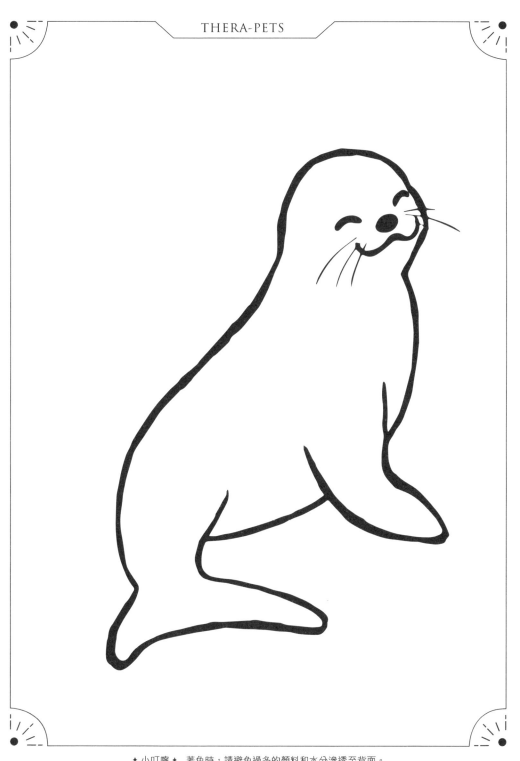

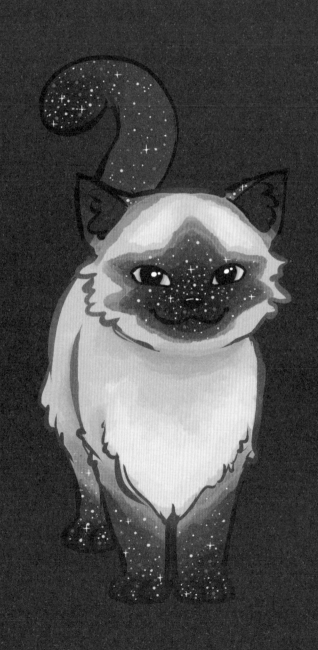

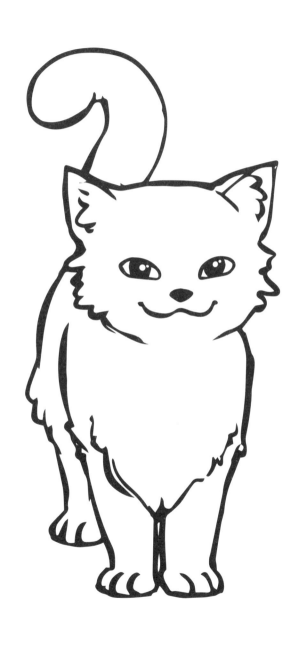

富能量 039

# 寵物療癒卡：
# 用正念和繪畫，找到自我療癒的力量

牌卡書盒珍藏版 【附 64 張牌卡 + 動物著色繪本 + 精美書盒】

作　　者：凱特．艾倫 (Kate Allan)
譯　　者：羅不群
責任編輯：梁淑玲
設　　計：王氏研創藝術有限公司
手 寫 字：羅不群

出版總監：林麗文
副 總 編：梁淑玲、黃佳燕
主　　編：賴秉薇、蕭歆儀、高佩琳
行銷企畫：林彥伶、朱妍靜
印　　務：江域平、李孟儒

社　　長：郭重興
發行人兼出版總監：曾大福
出　　版：幸福文化／遠足文化事業股份有限公司
地　　址：231 新北市新店區民權路 108-1 號 8 樓
網　　址：https://www.facebook.com/
　　　　　happinessbookrep/
電　　話：(02) 2218-1417
傳　　真：(02) 2218-8057

發　　行：遠足文化事業股份有限公司
地　　址：231 新北市新店區民權路 108-2 號 9 樓
電　　話：(02) 2218-1417
傳　　真：(02) 2218-1142
電　　郵：service@bookrep.com.tw
郵撥帳號：19504465
客服電話：0800-221-029
網　　址：www.bookrep.com.tw

法律顧問：華洋法律事務所　蘇文生律師
印　　刷：博創印藝文化事業有限公司
初版一刷：2022 年 6 月
定　　價：1280 元

寵物療癒卡：用正念和繪畫，找到自我療癒的力量 / 凱特 . 艾倫 (Kate Allan) 著；羅不群譯 . -- 初版 . -- 新北市：幸福文化出版社出版：遠足文化事業股份有限公司發行, 2022.06
面；　公分 . --（富能量；39）
譯自：Thera-pets : 64 emotional support animal cards
ISBN 978-626-7046-71-5( 平裝 )

1.CST: 藝術治療 2.CST: 心靈療法

418.986　　　　　　　　　　　111005308